Surbhi Priyadarshi
Rangoli Srivastava

Genes e doenças dentárias

Surbhi Priyadarshi
Rangoli Srivastava

Genes e doenças dentárias

ScienciaScripts

Imprint

Any brand names and product names mentioned in this book are subject to trademark, brand or patent protection and are trademarks or registered trademarks of their respective holders. The use of brand names, product names, common names, trade names, product descriptions etc. even without a particular marking in this work is in no way to be construed to mean that such names may be regarded as unrestricted in respect of trademark and brand protection legislation and could thus be used by anyone.

Cover image: www.ingimage.com

This book is a translation from the original published under ISBN 978-620-7-65127-6.

Publisher:
Sciencia Scripts
is a trademark of
Dodo Books Indian Ocean Ltd. and OmniScriptum S.R.L publishing group

120 High Road, East Finchley, London, N2 9ED, United Kingdom
Str. Armeneasca 28/1, office 1, Chisinau MD-2012, Republic of Moldova, Europe
Printed at: see last page
ISBN: 978-620-7-73291-3

Índice

SOBRE OS AUTORES

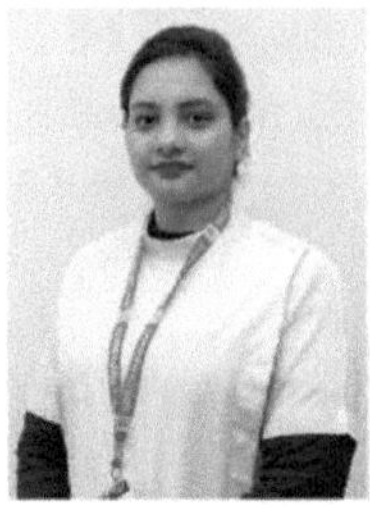

A Dra. Surbhi Priyadarshi é académica e Professora Assistente no Departamento de Odontologia de Saúde Pública da Universidade SGT. Traz uma vasta experiência e entusiasmo para a sua função, demonstrando uma busca incessante de conhecimentos através do seu envolvimento ativo na investigação e contribuições significativas para o campo através de estudos e publicações perspicazes. A dedicação da Dra. Priyadarshi à educação e aos métodos de ensino inovadores fazem dela uma mais-valia inestimável para os seus alunos e para a comunidade académica em geral.

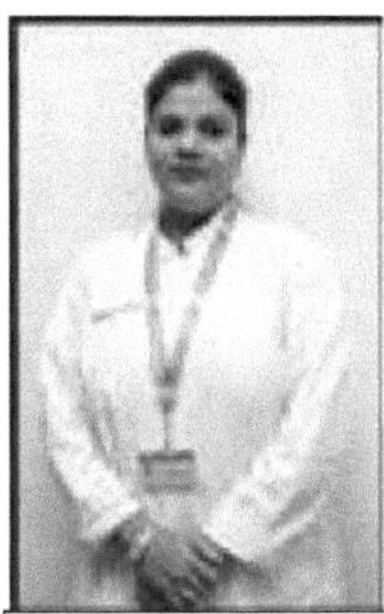

A Dra. Rangoli Srivastava é uma académica distinta que trabalha como Professora Assistente no Departamento de Odontologia de Saúde Pública da Universidade SGT. Ela combina uma mistura dinâmica de experiência e dedicação com uma formação académica rica e uma paixão pelo ensino. O seu estilo de ensino cativante e as suas abordagens pedagógicas inovadoras inspiram os seus alunos a destacarem-se academicamente e a contribuírem de forma significativa para a sociedade. A presença da Dra. Srivastava enriquece a comunidade académica da Universidade SGT, fomentando uma cultura de investigação, colaboração e excelência.

Capítulo 1: Introdução à genética e à saúde oral

1.1 Visão geral da genética

A genética é o ramo da biologia que estuda os genes, a variação genética e a hereditariedade nos organismos vivos. Procura compreender como as características são transmitidas dos pais para os filhos e como essas características são expressas nos indivíduos. A unidade fundamental da genética é o gene, um segmento de ADN que contém as instruções para a produção de proteínas, que desempenham a maioria das funções vitais e formam a estrutura das células e dos tecidos. O ADN, ou ácido desoxirribonucleico, é composto por nucleótidos dispostos numa estrutura de dupla hélice.

A informação genética é armazenada no núcleo das células sob a forma de cromossomas, que são longas cadeias de ADN enroladas em torno de proteínas chamadas histonas. Os seres humanos têm 23 pares de cromossomas, herdando um conjunto de cada progenitor. O estudo da genética abrange vários níveis, desde a estrutura molecular dos genes e dos seus produtos até ao comportamento dos genes nas populações.

Os avanços na investigação genética, como o Projeto Genoma Humano, melhoraram significativamente a nossa compreensão da base genética de muitas doenças, incluindo as que afectam a saúde oral. Os geneticistas utilizam técnicas como a sequenciação de ADN, o mapeamento de genes e a bioinformática para explorar as complexidades do genoma e o seu papel na saúde e na doença.

1.2 Noções básicas de saúde oral

A saúde oral é um componente crítico da saúde e do bem-estar geral.
Envolve a saúde dos dentes, das gengivas e de todo o sistema oral-facial
que nos permite sorrir, falar e mastigar. Uma boa saúde oral é mantida
através de práticas regulares de higiene dentária, como a escovagem, o
uso do fio dental e os check-ups dentários de rotina.

Os problemas de saúde oral mais comuns incluem a cárie dentária (cárie
dentária), as doenças periodontais (doenças das gengivas), a má oclusão
(alinhamento incorreto dos dentes) e os cancros orais. Estas condições
podem provocar dor, desconforto e impactos significativos na qualidade
de vida se não forem tratadas.

A medicina dentária preventiva desempenha um papel crucial na
manutenção da saúde oral, enfatizando a importância da educação, da
deteção precoce e da intervenção. Os profissionais de medicina dentária
utilizam várias ferramentas de diagnóstico e tratamentos, incluindo
radiografias, tratamentos com flúor, selantes dentários e procedimentos
de restauração, para gerir e prevenir doenças orais.

1.3 Ligação entre a genética e as doenças orais

A ligação entre a genética e as doenças orais é um campo de estudo
emergente que revela como os factores genéticos podem influenciar a
suscetibilidade a várias condições orais. Embora os factores ambientais,
como a dieta, a higiene oral e o estilo de vida, desempenhem um papel
significativo na saúde oral, a predisposição genética também pode
determinar o risco de um indivíduo ter determinados problemas

dentários.

As doenças genéticas como a amelogénese imperfeita (uma doença que afecta a formação do esmalte), a dentinogénese imperfeita (que afecta a dentina) e a fibromatose gengival hereditária (crescimento excessivo das gengivas) têm um impacto direto na saúde oral. Além disso, as variações genéticas podem influenciar o risco de doenças orais comuns, como a cárie dentária e a doença periodontal. Por exemplo, variações nos genes relacionados com a formação do esmalte, a composição salivar e a resposta imunitária podem afetar a vulnerabilidade de um indivíduo à cárie dentária e à doença gengival.

Além disso, os cancros orais têm sido associados a mutações genéticas e síndromes hereditárias. A compreensão destas influências genéticas permite uma melhor avaliação do risco, deteção precoce e estratégias de tratamento personalizadas, melhorando os resultados para os doentes.

1.4 Importância de compreender a influência genética na medicina dentária

Compreender a influência genética na saúde oral é crucial por várias razões:

1. Medicina personalizada: O conhecimento da composição genética de um paciente permite que os profissionais de medicina dentária adaptem as abordagens preventivas e terapêuticas às necessidades individuais, melhorando a eficácia dos tratamentos.

2. Deteção precoce e prevenção: O rastreio genético pode identificar indivíduos com elevado risco de determinadas doenças orais, permitindo intervenções precoces que podem prevenir ou atenuar a progressão destas doenças.

3. Diagnóstico melhorado: A investigação genética fornece conhecimentos sobre os mecanismos moleculares das doenças orais, levando ao desenvolvimento de ferramentas de diagnóstico mais precisas.

4. Opções de tratamento melhoradas: A compreensão dos factores genéticos pode levar ao desenvolvimento de novos tratamentos e terapias, incluindo a terapia genética e a medicina regenerativa, oferecendo uma nova esperança aos doentes com doenças orais genéticas.

5. Cuidados abrangentes: A integração da genética na prática dentária promove uma abordagem holística aos cuidados do paciente, tratando não só de problemas dentários imediatos, mas também de factores genéticos subjacentes que podem afetar a saúde oral a longo prazo.

A incorporação do conhecimento genético na medicina dentária representa um avanço significativo, prometendo transformar o campo e melhorar os cuidados dos doentes. À medida que a investigação continua a desvendar a base genética das doenças orais, os profissionais de medicina dentária devem manter-se informados e equipados para integrar estas descobertas na prática clínica, melhorando, em última análise, os resultados e a saúde geral dos doentes.

Capítulo 2: Fundamentos da genética

2.1 ADN, genes e cromossomas

ADN (ácido desoxirribonucleico):

O ADN é a molécula que transporta as instruções genéticas utilizadas no crescimento, desenvolvimento, funcionamento e reprodução de todos os organismos vivos conhecidos e de muitos vírus. É constituído por duas longas cadeias que formam uma estrutura de dupla hélice, unidas por pares de bases. Cada cadeia é composta por uma espinha dorsal de açúcar-fosfato com bases azotadas ligadas: adenina (A), timina (T), citosina (C) e guanina (G). A sequência destas bases codifica a informação genética.

Genes:

Os genes são sequências específicas de bases que fornecem instruções para a produção de proteínas. Cada gene ocupa uma localização específica num cromossoma e pode variar em tamanho. O genoma humano contém aproximadamente 20.000-25.000 genes. Os genes são responsáveis por características hereditárias e desempenham papéis cruciais no funcionamento de todos os processos biológicos.

Cromossomas:

Os cromossomas são longas moléculas de ADN que contêm parte ou a totalidade do material genético de um organismo. Nos seres humanos, cada célula contém normalmente 23 pares de cromossomas (46 no total). Vinte e dois destes pares, chamados autossomas, têm o mesmo aspeto tanto nos homens como nas mulheres. O 23º par, os cromossomas sexuais (X e Y), diferem entre os homens e as mulheres. Os cromossomas garantem que o ADN é copiado e distribuído com precisão durante a divisão celular.

2.2 Variação genética e hereditariedade

Variação genética:

A variação genética refere-se às diferenças nas sequências de ADN entre indivíduos de uma população. Esta variação é crucial para a evolução e adaptação. Surge através de mutações, recombinação durante a reprodução sexual e outros mecanismos. As variações podem afetar o aspeto físico, a suscetibilidade a doenças e a resposta a medicamentos.

Herança:

A hereditariedade é o processo pelo qual a informação genética é transmitida dos pais para os filhos. Segue os princípios descritos pela primeira vez por Gregor Mendel no século XIX. Os conceitos-chave incluem:

- Herança Mendeliana: As características são determinadas por pares de alelos que se segregam independentemente durante a formação dos gâmetas. Os alelos dominantes mascaram a expressão dos alelos recessivos.

- Herança não mendeliana: Inclui padrões como dominância incompleta, codominância e alelos múltiplos, em que a herança não segue regras mendelianas simples.

- Herança ligada ao sexo: Características associadas a genes localizados nos cromossomas sexuais. Por exemplo, o daltonismo é mais comum nos homens porque o gene está localizado no cromossoma X.

2.3 Expressão e regulação dos genes

Expressão génica:

A expressão génica é o processo através do qual a informação de um gene é utilizada para sintetizar produtos funcionais como as proteínas. Envolve duas etapas principais:

- Transcrição: A sequência de ADN de um gene é copiada para ARNm (ARN mensageiro).

- Tradução: O ARNm é descodificado pelos ribossomas para produzir uma proteína específica.

Regulação da expressão dos genes:

A expressão dos genes é fortemente regulada para garantir que as proteínas são produzidas no momento, local e quantidade correctos. Os mecanismos de regulação incluem:

- Regulação transcricional: Controlo da quantidade e do tempo de produção de ARNm. Os factores de transcrição e as regiões promotoras desempenham papéis fundamentais.

- Regulação pós-transcricional: Processos como o splicing, a edição e a degradação do RNA que modificam o mRNA após a transcrição.

- Regulação da tradução: Controlo do início e da eficiência da tradução.

- Regulação Pós-Translacional: Modificações na proteína após a síntese, tais como fosforilação, glicosilação e clivagem proteolítica.

2.4Mutações genéticas e seus efeitos

Mutações genéticas:

As mutações são alterações na sequência do ADN que podem ocorrer espontaneamente ou devido a factores ambientais. Podem ser classificadas em vários tipos:

- Mutações pontuais: Alterações num único nucleótido. Isto inclui substituições, inserções ou deleções.

- Mutações Frameshift: Inserções ou deleções que deslocam o quadro de leitura do código genético.

- Mutações cromossómicas: Alterações em grande escala que afectam a estrutura ou o número de cromossomas, tais como translocações, inversões, duplicações e aneuploidias.

Efeitos das mutações:

O impacto de uma mutação depende da sua natureza e localização:

- Mutações silenciosas: Não afectam a sequência da proteína e, normalmente, não têm impacto no organismo.

- Mutações missense: Resultam na incorporação de um aminoácido diferente na proteína, alterando potencialmente a sua função.

- Mutações Nonsense: Criam um códon de paragem prematuro, levando a uma proteína truncada, geralmente não funcional.

- Mutações de perda de função: Resultam numa atividade reduzida ou abolida da proteína.

- Mutações de ganho de função: Conduzem a uma proteína com uma atividade nova ou melhorada.

As mutações podem ter uma série de efeitos, desde benignos a graves, contribuindo para a diversidade genética, a evolução e várias doenças genéticas. A compreensão destes fundamentos da genética é essencial para explorar a base genética das doenças orais e para o avanço da medicina dentária.

Capítulo 3: Doenças orais: Uma visão geral

3.1 Doenças orais comuns

Cárie dentária (deterioração dos dentes):

A cárie dentária, vulgarmente conhecida como cárie dentária, é uma das doenças crónicas mais prevalecentes em todo o mundo. Ocorre quando os ácidos produzidos pelas bactérias da boca dissolvem o esmalte dos dentes, dando origem a cavidades. Se não for tratada, a cárie pode progredir para infetar estruturas dentárias mais profundas e causar dor significativa e perda de dentes.

Doenças periodontais:

As doenças periodontais, incluindo a gengivite e a periodontite, afectam as estruturas de suporte dos dentes, como as gengivas e o osso. A gengivite é a fase inicial caracterizada pela inflamação da gengiva, enquanto a periodontite envolve a destruição da gengiva e do tecido ósseo, podendo levar à perda dos dentes.

Cancro oral:

O cancro oral engloba os cancros dos lábios, da língua, das bochechas, do pavimento da boca, do palato duro e mole, dos seios nasais e da garganta. Está frequentemente associado ao consumo de tabaco, ao consumo de álcool e à infeção pelo papilomavírus humano (HPV). A deteção precoce é fundamental para um tratamento eficaz.

Má oclusão:

A má oclusão refere-se ao desalinhamento dos dentes e ao encaixe incorreto dos dentes superiores e inferiores quando os maxilares estão fechados. Pode causar dificuldades na mastigação, na fala e na manutenção da higiene oral, conduzindo a outros problemas dentários.

Infecções orais:

As infecções orais podem ser bacterianas, virais ou fúngicas. As infecções comuns incluem o vírus do herpes simplex (HSV), que causa herpes labial, e infecções fúngicas como a candidíase, que é prevalente em indivíduos imunocomprometidos.

Erosão dentária:

A erosão dentária é a perda do esmalte dentário devido à exposição a ácidos provenientes de fontes alimentares, refluxo gástrico ou factores ambientais. Conduz à sensibilidade, descoloração e aumento do risco de cáries.

3.2 Factores de risco para as doenças orais

Má higiene oral:

Uma escovagem e um uso do fio dental inadequados permitem a acumulação de placa bacteriana e tártaro, aumentando o risco de cáries e doenças periodontais.

Dieta:

O consumo elevado de alimentos e bebidas açucarados e ácidos contribui para a cárie e a erosão dentária.

Consumo de tabaco:

O tabagismo e o tabaco sem combustão aumentam significativamente o risco de doenças periodontais, cancro oral e perda de dentes.

Consumo de álcool:

O consumo excessivo de álcool é um fator de risco para o cancro oral e pode contribuir para uma má higiene oral.

Factores genéticos:

A predisposição genética pode influenciar a suscetibilidade a doenças orais, incluindo cáries, doenças periodontais e determinados cancros orais.

Condições de saúde sistémicas:

A diabetes, a imunodeficiência e outras condições de saúde sistémicas podem ter impacto na saúde oral, afectando a produção de saliva, a resposta imunitária e a capacidade de cicatrização.

Medicamentos:

Certos medicamentos reduzem o fluxo de saliva, aumentando o risco de boca seca (xerostomia) e subsequentes problemas de saúde oral.

Alterações hormonais:

A gravidez, a menopausa e outras alterações hormonais podem afetar a

saúde das gengivas, tornando-as mais susceptíveis a inflamações e
doenças.

3.3 Sintomas e diagnóstico

Cáries dentárias:

Os sintomas incluem dor de dentes, sensibilidade ao calor ou ao frio,
fossas ou buracos visíveis nos dentes e dor ao morder. O diagnóstico é
normalmente efectuado através de um exame visual, sondagem dentária
e radiografias.

Doenças periodontais:

Os sintomas incluem gengivas vermelhas, inchadas e a sangrar, mau
hálito, dentes soltos e retração das gengivas. O diagnóstico envolve um
exame clínico, sondagem periodontal e radiografias para avaliar a perda
óssea.

Cancro oral:

Os sintomas incluem feridas persistentes, nódulos ou espessamento na
boca ou na garganta, dificuldade em mastigar ou engolir e perda de peso
inexplicável. O diagnóstico requer um exame oral minucioso, uma
biopsia e estudos imagiológicos.

Má oclusão:

Os sintomas incluem dificuldade em morder ou mastigar, problemas de
fala e desalinhamento visível dos dentes.

O diagnóstico é efectuado através de um exame clínico e de uma avaliação ortodôntica, frequentemente complementados por radiografias e moldes dentários.

Infecções orais:

Os sintomas variam consoante o tipo de infeção, mas podem incluir dor, inchaço, vermelhidão e feridas. O diagnóstico baseia-se normalmente nos sinais clínicos e, por vezes, em análises laboratoriais para identificar o organismo causador.

Erosão dentária:

Os sintomas incluem sensibilidade dentária, descoloração e reentrâncias na superfície do dente. O diagnóstico envolve o exame clínico e o historial do doente, centrando-se nos hábitos alimentares e na exposição a ácidos.

3.4 Prevenção e tratamento

Prevenção:

- Higiene oral: A escovagem regular com pasta dentífrica com flúor, o uso de fio dentário e os exames dentários de rotina são fundamentais na prevenção de doenças orais.

- Dieta: Limitar os alimentos e bebidas açucarados e ácidos ajuda a reduzir o risco de cáries e erosão.

- Evitar o tabaco e o álcool: Evitar os produtos do tabaco e moderar o consumo de álcool pode reduzir significativamente o risco de doenças orais.

- Utilização de flúor: Utilizar tratamentos com flúor e beber água fluoretada fortalece o esmalte dos dentes e previne as cáries.

- Selantes: Os selantes dentários aplicados nas superfícies de mastigação dos dentes posteriores podem proteger contra as cáries.

- Protectores bucais: A utilização de protectores bucais durante a prática desportiva pode evitar lesões e traumatismos dentários.

Tratamento:

- Cárie dentária: O tratamento envolve a remoção da parte cariada do dente e a obturação da cavidade. Os casos avançados podem exigir coroas, canais radiculares ou extracções.

- Doenças periodontais: O tratamento inclui limpeza profissional, destartarização e alisamento radicular e, em casos graves, intervenções cirúrgicas. Podem também ser utilizadas terapêuticas antimicrobianas.

- Cancro oral: O tratamento envolve normalmente cirurgia, radioterapia, quimioterapia ou uma combinação de ambos. Os cancros em fase inicial têm um melhor prognóstico.

- Má oclusão: Os tratamentos ortodônticos, como aparelhos ou alinhadores, podem corrigir o alinhamento dos dentes. Em casos graves, pode ser necessária uma intervenção cirúrgica.

- Infecções orais: O tratamento depende do tipo de infeção e pode incluir medicamentos antifúngicos, antivirais ou antibióticos.

- Erosão dentária: O tratamento centra-se na prevenção de mais erosão e na restauração de dentes danificados com colagem, facetas ou coroas.

Compreender os tipos, os factores de risco, os sintomas e as estratégias de prevenção e tratamento das doenças orais é crucial para manter a saúde oral e geral. Este conhecimento permite que tanto os profissionais de medicina dentária como os pacientes tomem medidas proactivas para gerir eficazmente a saúde oral.

Capítulo 4: Perturbações genéticas que afectam a saúde oral

4.1 Panorama das doenças genéticas

As doenças genéticas que afectam a saúde oral são condições causadas por anomalias na constituição genética de um indivíduo. Estas anomalias podem ser herdadas ou ocorrer espontaneamente e podem influenciar o desenvolvimento, a estrutura e a função dos tecidos orais, incluindo os dentes, as gengivas e o osso de suporte. As doenças genéticas podem levar a uma série de problemas de saúde oral, desde preocupações estéticas a deficiências funcionais significativas. A compreensão destas perturbações é crucial para o diagnóstico precoce, a gestão eficaz e a melhoria dos resultados dos doentes.

4.2 Fibromatose Gengival Hereditária

Visão geral:

A Fibromatose Gengival Hereditária (FGH) é uma doença genética rara caracterizada pelo crescimento excessivo do tecido gengival. Normalmente, é herdada de forma autossómica dominante, mas também pode ocorrer esporadicamente.

Características clínicas:

- Crescimento excessivo generalizado ou localizado do tecido gengival.

- Aumento gengival firme, fibroso e não inflamatório.

- Interferência na erupção dentária, levando a um desenvolvimento dentário atrasado ou anormal.

- Potencial para um comprometimento estético e funcional significativo.

Diagnóstico:

- Exame clínico do crescimento gengival excessivo.

- História familiar para identificar padrões de herança genética.

- Biopsia e exame histológico para confirmar a natureza fibrosa do tecido.

Tratamento:

- Remoção cirúrgica do excesso de tecido gengival (gengivectomia ou gengivoplastia).

- Visitas regulares ao dentista para controlo e manutenção da higiene oral.

- Aconselhamento genético para famílias afectadas.

4.3 Amelogénese imperfeita

Visão geral:

A Amelogénese Imperfeita (AI) é um grupo de doenças hereditárias que afectam a formação do esmalte, resultando num esmalte defeituoso que é propenso a danos. A AI pode seguir padrões de hereditariedade autossómica dominante, autossómica recessiva ou ligada ao X.

Características clínicas:

- Esmalte fino, mole ou mal formado.

- Os dentes podem parecer amarelos, castanhos ou cinzentos.

- Maior suscetibilidade à cárie dentária e ao desgaste.

- Sensibilidade às mudanças de temperatura e ao stress mecânico.

Diagnóstico:

- Exame clínico que revela defeitos no esmalte.

- Imagens radiográficas que mostram esmalte fino ou ausente.

- Testes genéticos para identificar mutações nos genes associados à formação do esmalte.

Tratamento:

- Tratamentos dentários de restauração, incluindo coroas, facetas e colagem para proteger e melhorar o aspeto dos dentes.

- Cuidados preventivos para minimizar a cárie dentária e a sensibilidade.

- Acompanhamento dentário regular para monitorizar a saúde dentária.

4.4 Dentinogénese imperfeita

Visão geral:

A Dentinogénese Imperfeita (DI) é uma doença genética que afecta a formação da dentina, originando dentes descolorados e fracos. A DI pode ocorrer isoladamente ou em conjunto com a osteogénese imperfeita, uma doença que afecta a resistência óssea.

Características clínicas:

- Dentes descolorados, muitas vezes azul-acinzentados ou amarelo-acastanhados.

- Os dentes estão sujeitos a desgaste, quebra e perda.

- Coroas bulbosas com raízes estreitas e obliteração da câmara pulpar visível nos raios X.

- Maior suscetibilidade a cáries e sensibilidade dentária.

Diagnóstico:

- Exame clínico e história de descoloração e fragilidade dentária.

- Imagens radiográficas mostrando anomalias dentárias características.

- Teste genético para confirmação, especialmente se associado a osteogénese imperfeita.

Tratamento:

- Restaurações de proteção, como coroas e pontes, para reforçar os dentes.

- Cuidados dentários regulares para prevenir cáries e controlar a sensibilidade.

- Aconselhamento genético para indivíduos afectados e suas famílias.

4.5 Displasia ectodérmica

Visão geral:

A Displasia Ectodérmica (DE) é um grupo de doenças genéticas que afectam o desenvolvimento dos tecidos ectodérmicos, incluindo a pele, o cabelo, as unhas, os dentes e as glândulas sudoríparas. A forma mais comum é a displasia ectodérmica hipohidrótica.

Características clínicas:

- Anomalias no número, forma e tamanho dos dentes (por exemplo, dentes em falta, dentes cónicos).

- Cabelo ralo e crescimento anormal das unhas.

- Redução da capacidade de transpiração, o que leva a uma intolerância ao calor.

- Pele seca e outras anomalias ectodérmicas.

Diagnóstico:

- Exame clínico que identifica características dentárias e ectodérmicas.

- História familiar e testes genéticos para confirmar o diagnóstico.

Tratamento:

- Próteses dentárias, tais como dentaduras, pontes ou implantes, para colmatar a falta de dentes.

- Cuidados dentários preventivos para controlar as cáries e outros problemas dentários.

- Abordagem multidisciplinar para o tratamento de outros sintomas ectodérmicos.

- Aconselhamento genético para famílias afectadas.

4.6 Outras síndromes genéticas com impacto na saúde oral

Fenda labial e palatina:

- Factores genéticos e ambientais contribuem para esta doença.

- Resulta numa abertura no lábio superior e/ou no palato.

- Necessita de correção cirúrgica, tratamento ortodôntico e terapia da fala.

Síndrome de Down:

- Caracterizada pela trissomia 21.

- As características orais associadas incluem macroglossia (língua aumentada), atraso na erupção dentária e aumento do risco de doença periodontal.

- Os cuidados dentários completos e as estratégias preventivas são essenciais.

Síndrome de Van der Woude:

- Doença autossómica dominante causada por mutações no gene IRF6.

- As características incluem fenda labial e/ou palatina, fossas labiais e anomalias dentárias.

- Requer cuidados coordenados de geneticistas, cirurgiões orais e ortodontistas.

Osteogénese imperfeita:

- Doença genética que provoca ossos frágeis e está associada à dentinogénese imperfeita.

- As manifestações orais incluem dentes frágeis, má oclusão e fracturas frequentes.

- O tratamento envolve restaurações dentárias de proteção e aconselhamento genético.

A compreensão destas doenças genéticas e do seu impacto na saúde oral permite aos profissionais de medicina dentária prestar cuidados específicos, melhorar a qualidade de vida dos doentes e apoiar a investigação em curso sobre tratamentos e intervenções mais eficazes.

Capítulo 5: Predisposição genética para doenças orais comuns

5.1 Cáries dentárias

Visão geral:

A cárie dentária, ou cárie dentária, é uma doença multifatorial resultante da interação entre as bactérias orais, os açúcares da dieta, a estrutura dentária e a saliva do hospedeiro. Os factores genéticos também desempenham um papel significativo na suscetibilidade à cárie dentária.

Influências genéticas:

- Genes de formação do esmalte: As variações em genes como AMELX, ENAM e MMP20 afectam a dureza e a estrutura do esmalte, influenciando a suscetibilidade à cárie.

- Genes salivares: Genes como o LTF (lactotransferrina) e o MUC7 (mucina 7) têm impacto na composição da saliva e nas propriedades antibacterianas, afectando o risco de cárie.

- Genes dos receptores do paladar: Os polimorfismos nos genes dos receptores do paladar, como o TAS2R38, podem influenciar as preferências alimentares e o consumo de açúcar, afectando indiretamente o risco de cárie.

- Genes de resposta imunitária: As variações nos genes relacionados com a função imunitária, como o DEFB1 (defensina beta 1), podem alterar o microbioma oral e a suscetibilidade à cárie.

Diagnóstico e avaliação dos riscos:

- Os testes genéticos podem identificar variações associadas a um maior risco de cárie.

- A combinação de informações genéticas com avaliações clínicas e factores de estilo de vida fornece um perfil de risco de cárie abrangente.

Prevenção e gestão:

- Estratégias preventivas personalizadas com base no risco genético, tais como tratamentos com flúor melhorados e modificações dietéticas.

- Controlos dentários regulares e intervenções precoces para indivíduos com elevado risco genético.

5.2 Doenças periodontais

Visão geral:

As doenças periodontais, incluindo a gengivite e a periodontite, envolvem a inflamação e a infeção das gengivas e das estruturas de suporte dos dentes. A predisposição genética desempenha um papel crucial no desenvolvimento e progressão destas doenças.

Influências genéticas:

- Genes de Resposta Inflamatória: As variantes em genes como o IL1 (interleucina-1), TNF (fator de necrose tumoral) e IL6 (interleucina-6) influenciam a resposta inflamatória e a suscetibilidade à doença periodontal.

- Genes da matriz metaloproteinase: Genes como o MMP1 e o MMP9 estão envolvidos na degradação dos componentes da matriz extracelular e podem afetar a destruição dos tecidos na doença periodontal.

- Genes do sistema imunitário: Os polimorfismos nos genes relacionados com a função imunitária, como o CD14 e o TLR4 (toll-like recetor 4), podem alterar a resposta do hospedeiro à infeção bacteriana.

Diagnóstico e avaliação dos riscos:

- Os testes genéticos podem identificar indivíduos com um risco acrescido de doença periodontal.

- Ferramentas de avaliação do risco periodontal que incorporam factores genéticos, clínicos e de estilo de vida.

Prevenção e gestão:

- Medidas preventivas específicas, incluindo limpezas dentárias mais frequentes e rotinas de higiene oral personalizadas.

- Tratamentos anti-inflamatórios e, possivelmente, terapias direccionadas para os genes no futuro.

5.3 Cancro oral

Visão geral:

O cancro oral inclui tumores malignos dos lábios, língua, bochechas, pavimento da boca e outros tecidos orais. Tanto os factores ambientais como as predisposições genéticas contribuem para o desenvolvimento do cancro oral.

Influências genéticas:

- Oncogenes e genes supressores de tumores: As mutações em genes como o TP53, CDKN2A e RAS podem levar a um crescimento celular descontrolado e ao desenvolvimento de cancro.

- Genes de reparação do ADN: Variações em genes como BRCA1 e BRCA2 envolvidos na reparação do ADN podem aumentar a suscetibilidade ao cancro oral.

- Genes do Papilomavírus Humano (HPV): A predisposição genética para uma infeção persistente por HPV também pode aumentar o risco de cancro oral.

Diagnóstico e avaliação dos riscos:

- Testes genéticos para detetar mutações associadas ao risco de cancro oral.

- Rastreio da infeção por HPV e sua integração com perfis de risco genético.

Prevenção e gestão:

- Rastreios regulares do cancro oral, especialmente para indivíduos com elevado risco genético.

- Modificações do estilo de vida para reduzir os factores de risco, como evitar o tabaco e o consumo excessivo de álcool.

- Potencial para terapias personalizadas contra o cancro baseadas em perfis genéticos.

5.4 Má oclusão e anomalias craniofaciais
Visão geral:

A má oclusão refere-se ao alinhamento incorreto dos dentes, enquanto as anomalias craniofaciais incluem uma vasta gama de defeitos estruturais na cabeça e na face. Os factores genéticos contribuem significativamente para estas condições.

Influências genéticas:

- Genes de crescimento e desenvolvimento: Genes como o MSX1, PAX9 e FGFR1 desempenham papéis críticos no desenvolvimento craniofacial e podem contribuir para a má oclusão e anomalias.

- Genes de desenvolvimento dos dentes: Variantes em genes como AXIN2 e EDA podem afetar o número, tamanho e forma dos dentes, levando à má oclusão.

- Associações sindrómicas: Muitas síndromes genéticas, como a síndrome de Down e a síndrome de Crouzon, envolvem anomalias craniofaciais como parte da sua apresentação clínica.

Diagnóstico e avaliação dos riscos:

- Testes genéticos para identificar mutações específicas associadas à má oclusão e a anomalias craniofaciais.

- Avaliações ortodônticas e genéticas abrangentes para desenvolver planos de tratamento personalizados.

Prevenção e gestão:

- Intervenção precoce e tratamentos ortodônticos para gerir a má oclusão.

- Abordagem multidisciplinar envolvendo ortodontistas, geneticistas e cirurgiões craniofaciais para anomalias complexas.

- Aconselhamento genético para famílias com doenças craniofaciais hereditárias.

5.5 Rastreio genético e avaliação dos riscos
Visão geral:

O rastreio genético e a avaliação de risco envolvem a avaliação da predisposição genética de um indivíduo para várias doenças orais. Isto pode orientar estratégias preventivas e terapêuticas personalizadas.

Rastreio genético:

- Tipos de testes genéticos: Inclui testes de um único gene, testes de painel para vários genes e sequenciação de todo o genoma.

- Testes directos ao consumidor: Oferecem informações sobre o risco genético de doenças orais, embora devam ser interpretados com cautela e com orientação profissional.

Avaliação dos riscos:

- Combinação de dados genéticos e clínicos: Integração da informação genética com avaliações clínicas, factores de estilo de vida e história familiar para obter perfis de risco abrangentes.

- Modelos preditivos: Utilização de algoritmos avançados e aprendizagem automática para prever o risco de doença oral com base em factores genéticos e ambientais.

Benefícios:

- Cuidados preventivos personalizados: Adaptar as estratégias de prevenção ao risco genético de um indivíduo.

- Deteção e intervenção precoces: Identificação de indivíduos de alto risco para um controlo mais vigilante e um tratamento precoce.
- Educação e aconselhamento do paciente: Ajudar os doentes a compreender os seus riscos genéticos e a tomar decisões de saúde informadas.

Desafios:

- Considerações éticas: Garantir o consentimento informado, a privacidade e a não discriminação nos testes genéticos.

- Acesso e custos: Abordar as disparidades no acesso aos testes genéticos e os custos associados.

Direcções futuras:

- Avanços na genómica: Investigação contínua sobre a base genética das doenças orais e desenvolvimento de testes genéticos mais precisos.

- Integração na prática dentária: Aumento da adoção do rastreio genético e dos cuidados personalizados na prática dentária de rotina.

Compreender a predisposição genética para doenças orais comuns é essencial para desenvolver abordagens personalizadas de prevenção, diagnóstico e tratamento, melhorando, em última análise, os resultados de saúde oral para indivíduos e populações.

Capítulo 6: Mecanismos moleculares nas doenças orais

6.1 Patogénese das doenças orais genéticas

Visão geral:

A patogénese das doenças orais genéticas envolve uma interação complexa de mutações genéticas, vias moleculares e processos celulares. Estas alterações genéticas podem perturbar o desenvolvimento e a função normais dos tecidos orais, conduzindo a várias perturbações.

Mecanismos-chave:

- Mutações genéticas: Polimorfismos de nucleótido único (SNPs), inserções, deleções e outras mutações podem alterar a estrutura e a função de proteínas essenciais para a saúde oral.

- Disfunção proteica: As mutações podem resultar na produção de proteínas anormais ou na perda completa da função proteica, afectando processos celulares como a formação do esmalte, a dentinogénese e a integridade da gengiva.

- Vias de desenvolvimento: A perturbação das vias de sinalização durante o desenvolvimento dos dentes e da mandíbula pode levar a anomalias estruturais como fendas labiais e palatinas ou má oclusão.

Exemplos:

- Amelogénese imperfeita: As mutações em genes como AMELX e ENAM perturbam a formação do esmalte, levando a dentes fracos e descolorados.

- Dentinogénese Imperfeita: As mutações no gene DSPP causam uma formação defeituosa da dentina, resultando em dentes quebradiços e descolorados.

- Fibromatose Gengival Hereditária: As mutações no gene SOS1 levam
ao crescimento excessivo do tecido gengival.

6.2 Papel dos factores genéticos e epigenéticos

Factores genéticos:

- Mutações hereditárias: Mutações herdadas em genes específicos
podem predispor os indivíduos a várias doenças orais. Estas mutações
podem ser autossómicas dominantes, autossómicas recessivas ou ligadas
ao X.

- Polimorfismos genéticos: As variações nas regiões não codificantes do
ADN podem afetar a expressão genética e a suscetibilidade a doenças
como a cárie dentária e a doença periodontal.

Factores epigenéticos:

- Metilação do ADN: A adição de grupos metilo ao ADN pode silenciar
genes envolvidos na saúde oral. Padrões anormais de metilação estão
associados a cancros orais e outras doenças.

- Modificação de histonas: As alterações nas proteínas histónicas
podem alterar a estrutura da cromatina e a expressão genética. Estas
modificações podem ter impacto nos genes que regulam a inflamação e a
resposta imunitária nas doenças periodontais.

- RNAs não-codificantes: Os microRNAs e outros RNAs não-
codificantes podem regular a expressão genética pós-
transcricionalmente. Desempenham um papel na patogénese dos cancros
orais e das doenças inflamatórias.

Interação de factores genéticos e epigenéticos:

As predisposições genéticas podem ser modificadas por alterações epigenéticas, influenciadas por factores ambientais como a dieta, o tabagismo e a exposição microbiana. Esta interação contribui para a complexidade da patogénese das doenças orais.

6.3 Vias moleculares envolvidas nas doenças orais

Via de sinalização Wnt:

- Papel no desenvolvimento dos dentes: Essencial para a regulação da proliferação, diferenciação e migração celular durante o desenvolvimento dos dentes.

- Implicações patológicas: As mutações que afectam a sinalização Wnt podem levar a anomalias dentárias e a doenças como a amelogénese imperfeita.

Via TGF-p/BMP:

- Papel na homeostase dos tecidos: Regula o crescimento celular, a diferenciação e a apoptose nos tecidos orais.

- Implicações patológicas: A desregulação pode resultar em condições como fenda palatina, crescimento excessivo da gengiva e fibrose.

Via de sinalização Notch:

- Papel na determinação do destino celular: Crítico para a manutenção das populações de células estaminais e para a regulação da diferenciação celular no epitélio oral.

- Implicações patológicas: As alterações na sinalização Notch estão implicadas em cancros orais e perturbações do desenvolvimento.

Via NF-κB:

- Papel na resposta imunitária: É fundamental para a regulação da inflamação e da resposta imunitária na cavidade oral.

- Implicações patológicas: A hiperactivação da sinalização NF-κB está associada à doença periodontal crónica e à carcinogénese oral.

Via PI3K/AKT/mTOR:

- Papel na sobrevivência e crescimento celular: Regula o metabolismo, a proliferação e a sobrevivência das células.

- Implicações patológicas: A ativação aberrante está associada a cancros orais e à progressão da doença periodontal.

6.4 Interacções gene-ambiente

Visão geral:

As interacções gene-ambiente desempenham um papel crucial no aparecimento e progressão das doenças orais. Os factores ambientais, como a dieta, o tabagismo, a higiene oral e a exposição microbiana, interagem com as predisposições genéticas para influenciar os resultados da saúde oral.

Principais interacções:

- Dieta e nutrição: Os açúcares e ácidos da dieta podem exacerbar as predisposições genéticas para a cárie dentária e a erosão. As deficiências nutricionais podem afetar a expressão dos genes relacionados com a saúde oral.

- Microbioma: A composição do microbioma oral pode influenciar a expressão de genes envolvidos na resposta imunitária e na inflamação, afectando a suscetibilidade à doença periodontal e à cárie.

- Tabagismo e consumo de álcool: Estes factores ambientais podem modificar as marcas epigenéticas e a expressão genética, aumentando o risco de cancros orais e doenças periodontais em indivíduos geneticamente predispostos.

- Stress: O stress psicológico pode alterar a função imunitária e as respostas inflamatórias, interagindo com factores genéticos para afetar a saúde periodontal.

Exemplos de interacções gene-ambiente:

- Doença periodontal: Os indivíduos com variantes genéticas em genes de resposta imunitária (por exemplo, IL1) que fumam correm um risco significativamente maior de doença periodontal grave.

- Cancro oral: As mutações genéticas nos genes supressores de tumores (por exemplo, TP53) combinadas com exposições ambientais como o consumo de tabaco e álcool aumentam consideravelmente o risco de cancro oral.

- Cáries dentárias: Variações nos genes de formação do esmalte combinadas com uma elevada ingestão de açúcar podem levar a um aumento do risco de cárie.

Investigação e implicações:

- Medicina Dentária Personalizada: A compreensão das interacções gene-ambiente pode levar a estratégias preventivas e terapêuticas personalizadas, adaptadas ao perfil genético e ao estilo de vida de cada indivíduo.

- Intervenções de saúde pública: A identificação de populações de alto risco com base em factores genéticos e ambientais pode servir de base a iniciativas de saúde pública específicas para reduzir o peso das doenças orais.

Ao desvendar os mecanismos moleculares e a interação entre os factores genéticos e ambientais, os investigadores e os médicos dentistas podem desenvolver estratégias mais eficazes para a prevenção, o diagnóstico e o tratamento das doenças orais, melhorando, em última análise, os cuidados e os resultados para os doentes.

Capítulo 7: Testes genéticos de diagnóstico em medicina dentária

Os testes genéticos revolucionaram muitos campos da medicina, incluindo a medicina dentária. Ao identificar predisposições e susceptibilidades genéticas, os profissionais de medicina dentária podem fornecer tratamentos mais personalizados e eficazes. Este capítulo aborda os vários tipos de testes genéticos utilizados em medicina dentária, as suas aplicações na saúde oral, considerações éticas e legais e estudos de caso relevantes.

7.1 Tipos de testes genéticos

7.1.1 Testes de diagnóstico

Os testes genéticos de diagnóstico são utilizados para confirmar ou excluir condições genéticas específicas. Em medicina dentária, estes testes podem identificar mutações associadas a síndromes que afectam a saúde oral, como a amelogénese imperfeita, a dentinogénese imperfeita e outras condições hereditárias que afectam o desenvolvimento e a estrutura dos dentes.

7.1.2 Testes preditivos e pré-sintomáticos

Os testes preditivos avaliam a probabilidade de desenvolver determinadas condições genéticas no futuro. No contexto da saúde oral, estes testes podem identificar indivíduos em risco de doenças como a doença periodontal ou o cancro oral, permitindo uma intervenção precoce e cuidados preventivos.

7.1.3 Rastreio de transportadoras

Os testes de rastreio de portadores identificam indivíduos que são
portadores de uma cópia de uma mutação genética que, quando presente
em duas cópias, causa uma doença genética. Isto é particularmente
relevante para doenças hereditárias que afectam a saúde oral, como a
fibrose quística, que pode ter impacto na saúde dentária através de
deficiências nutricionais associadas.

7.1.4 Testes farmacogenómicos

Os testes farmacogenómicos determinam a forma como a composição
genética de um indivíduo afecta a sua resposta aos medicamentos. Na
medicina dentária, isto pode orientar a escolha e a dosagem de
medicamentos como analgésicos, anestésicos e antibióticos, optimizando
a eficácia do tratamento e minimizando os efeitos adversos.

7.2 Aplicações em saúde oral

7.2.1 Planos de tratamento personalizados

Os testes genéticos permitem a criação de planos de tratamento
personalizados com base no perfil genético de um indivíduo. Por
exemplo, o conhecimento da suscetibilidade de um doente à doença
periodontal pode informar medidas preventivas mais rigorosas e
abordagens terapêuticas adaptadas.

7.2.2 Deteção precoce e prevenção

Os testes genéticos podem identificar factores de risco de doenças orais
numa fase inicial, conduzindo a medidas proactivas. Por exemplo, os

indivíduos com uma predisposição genética para o cancro oral podem ser monitorizados mais de perto e aconselhados sobre mudanças de estilo de vida para reduzir o seu risco.

7.2.3 Compreender as perturbações do desenvolvimento

Os testes genéticos podem elucidar as causas das perturbações do desenvolvimento dentário, como a hipoplasia do esmalte ou o atraso na erupção dentária. Este conhecimento pode orientar intervenções adequadas e estratégias de gestão.

7.2.4 Otimização das prescrições de medicamentos

As informações farmacogenómicas permitem que os dentistas prescrevam medicamentos mais eficazes para a composição genética de um doente, reduzindo as tentativas e erros na seleção de medicamentos e melhorando os resultados dos doentes.

7.3 Considerações éticas e jurídicas

7.3.1 Consentimento informado

O consentimento informado é crucial nos testes genéticos. Os doentes devem estar plenamente conscientes das implicações dos resultados dos testes, incluindo o potencial impacto psicológico, os riscos de seguro e de emprego. É essencial uma comunicação clara sobre o âmbito e as limitações dos testes.

7.3.2 Privacidade e confidencialidade

A privacidade da informação genética é uma preocupação importante.

Devem ser aplicados protocolos rigorosos para garantir que os dados genéticos são mantidos confidenciais e seguros, com acesso limitado apenas a pessoal autorizado.

7.3.3 Discriminação genética

Existem preocupações relativamente à discriminação genética por parte das entidades patronais ou das companhias de seguros. Existem protecções legais, como a Lei de Não Discriminação de Informação Genética (Genetic Information Nondiscrimination Act - GINA) nos Estados Unidos, para evitar essa discriminação, mas a sensibilização e a aplicação da lei continuam a ser fundamentais.

7.3.4 Utilização ética dos dados genéticos

A utilização ética dos dados genéticos implica garantir que os testes são efectuados por razões adequadas e que os resultados são utilizados em benefício do paciente. A utilização indevida de dados genéticos para fins não terapêuticos, como por exemplo para melhoramentos puramente cosméticos, levanta questões éticas.

7.4 Estudos de caso

7.4.1 Estudo de caso 1: Deteção precoce da doença periodontal

Um paciente de 35 anos com um historial familiar de doença periodontal foi submetido a testes genéticos, que revelaram um risco elevado de desenvolver a doença. Com base nestes resultados, foi implementado um plano de cuidados preventivos personalizado, incluindo limpezas dentárias mais frequentes e instruções de higiene oral específicas. Ao longo dos anos, esta abordagem proactiva ajudou a manter a saúde oral do paciente e a prevenir o aparecimento de doença periodontal grave.

7.4.2 Estudo de caso 2: Testes farmacogenómicos no tratamento da dor

Um doente programado para extração de um dente do siso tinha um historial de maus resultados no controlo da dor com analgésicos convencionais. Os testes farmacogenómicos indicaram uma variação genética que afecta o metabolismo dos opiáceos. Munido desta informação, o dentista prescreveu uma classe diferente de medicação para a dor, resultando num controlo eficaz da dor e num processo de recuperação mais suave.

7.4.3 Estudo de caso 3: Gerir os defeitos hereditários do esmalte

Um jovem doente apresentou-se com dentes descolorados e frágeis. Os testes genéticos diagnosticaram amelogénese imperfeita, uma doença que afecta a formação do esmalte. A equipa dentária desenvolveu um plano de tratamento abrangente que envolveu restaurações protectoras e medidas preventivas para gerir a doença e melhorar a qualidade de vida do paciente.

7.4.4 Estudo de caso 4: Avaliação do risco genético do cancro oral

Um doente de meia-idade com múltiplos factores de risco para o cancro oral, incluindo o tabagismo e uma história familiar, foi submetido a testes genéticos. Os resultados indicaram uma elevada predisposição genética para o cancro oral. A equipa dentária implementou um programa de monitorização rigoroso com rastreios regulares, educação do doente sobre a modificação dos factores de risco e estratégias de intervenção precoce. Esta abordagem facilitou a deteção precoce e o tratamento de lesões pré-cancerosas.

Em conclusão, os testes genéticos de diagnóstico em medicina dentária oferecem benefícios significativos em termos de cuidados personalizados, deteção precoce e estratégias de tratamento direccionadas. No entanto, também requer uma análise cuidadosa das questões éticas e legais para garantir uma utilização responsável e benéfica da informação genética.

Capítulo 8: Avanços na investigação genética e na saúde oral

Os recentes avanços na investigação genética têm implicações profundas na saúde oral. Este capítulo explora as mais recentes tecnologias genómicas, a ascensão da medicina personalizada na medicina dentária, o potencial da engenharia genética e da terapia genética e as futuras direcções da investigação genética que prometem revolucionar ainda mais os cuidados dentários.

8.1 Tecnologias genómicas

8.1.1 Sequenciação de nova geração (NGS)

A sequenciação de nova geração (NGS) transformou a investigação genética ao permitir a sequenciação rápida de genomas inteiros. Na medicina dentária, a NGS é utilizada para identificar variações genéticas associadas a doenças orais, facilitando o diagnóstico precoce e planos de tratamento personalizados.

8.1.2 CRISPR-Cas9

A tecnologia de edição de genes CRISPR-Cas9 permite a modificação precisa do ADN. Esta tecnologia é promissora para a correção de mutações genéticas que causam doenças dentárias hereditárias, como a amelogénese imperfeita e a dentinogénese imperfeita.

8.1.3 Tecnologia de microarray

A tecnologia de microarray pode analisar a expressão de milhares de genes em simultâneo. Isto é útil para identificar perfis de expressão de genes associados a várias doenças orais, como o cancro oral e a doença periodontal, ajudando no desenvolvimento de terapias direccionadas.

8.1.4 Análise epigenética

As modificações epigenéticas, como a metilação do ADN e a modificação das histonas, desempenham um papel crucial na expressão genética sem alterar a sequência do ADN. A compreensão destas modificações pode fornecer informações sobre a forma como os factores ambientais influenciam a saúde e a doença oral.

8.2 Medicina personalizada em medicina dentária

8.2.1 Cuidados preventivos personalizados

A medicina personalizada em medicina dentária envolve a personalização dos cuidados preventivos com base no perfil genético de um indivíduo. Por exemplo, a suscetibilidade genética a cáries ou doenças das gengivas pode informar recomendações personalizadas de higiene oral e conselhos dietéticos.

8.2.2 Planos de tratamento personalizados

A informação genética pode orientar a escolha dos tratamentos dentários. Por exemplo, compreender a predisposição genética de um doente para determinados materiais dentários pode ajudar a selecionar as opções mais biocompatíveis, reduzindo o risco de reacções adversas.

8.2.3 Prescrições de medicamentos de precisão

A farmacogenómica permite a prescrição de medicamentos mais eficazes com base na constituição genética do doente. Esta abordagem pode otimizar a eficácia e a segurança dos medicamentos utilizados nos tratamentos dentários, como os antibióticos e os analgésicos.

8.2.4 Monitorização e manutenção

A monitorização genética contínua pode ajudar a ajustar os planos de tratamento conforme necessário. Para os doentes com doenças crónicas, como a doença periodontal, as avaliações genéticas regulares podem fornecer informações sobre a progressão da doença e a resposta ao tratamento.

8.3 Engenharia genética e terapia genética

8.3.1 Terapia genética para doenças orais

A terapia genética envolve a introdução, remoção ou alteração de material genético nas células de um paciente para tratar ou prevenir doenças. Na medicina dentária, a terapia genética tem aplicações potenciais no tratamento de doenças como o cancro oral e doenças genéticas que afectam o desenvolvimento dos dentes.

8.3.2 Medicina regenerativa

As técnicas de engenharia genética podem ser utilizadas para melhorar as abordagens de medicina regenerativa em medicina dentária. Por exemplo, a terapia genética pode ser utilizada para estimular a regeneração dos tecidos dentários, como o esmalte, a dentina e os ligamentos periodontais.

8.3.3 Aplicações CRISPR

C A tecnologia RISPR-Cas9 pode potencialmente ser utilizada para editar genes responsáveis por doenças dentárias hereditárias. Isto poderia levar a curas permanentes para doenças genéticas que afectam a saúde oral, melhorando significativamente os resultados dos pacientes.

8.3.4 Considerações éticas

A utilização da engenharia genética e da terapia genética levanta questões éticas, como o potencial para consequências genéticas indesejadas e o acesso equitativo a estes tratamentos avançados. Devem ser desenvolvidos quadros éticos para orientar a utilização responsável destas tecnologias.

8.4 Direcções futuras da investigação genética

8.4.1 Genómica Integrativa

A genómica integrativa combina dados de várias tecnologias genómicas para proporcionar uma compreensão abrangente da base genética da saúde e da doença oral. Esta abordagem holística pode levar à descoberta de novos marcadores genéticos e alvos terapêuticos.

8.4.2 Investigação do microbioma

A investigação sobre o microbioma oral - a comunidade de microrganismos que vivem na boca - pode fornecer informações sobre a forma como estes micróbios interagem com a genética humana para influenciar a saúde oral. Isto poderá conduzir a novos tratamentos para doenças como a cárie e a doença periodontal.

8.4.3 Inteligência Artificial e Aprendizagem Automática

A inteligência artificial (IA) e os algoritmos de aprendizagem automática podem analisar grandes conjuntos de dados genómicos para identificar padrões e prever o risco de doença. Na medicina dentária, estas tecnologias podem ajudar na deteção precoce de doenças orais e no desenvolvimento de planos de tratamento personalizados.

8.4.4 Iniciativas de investigação em colaboração

As iniciativas de investigação em colaboração, tais como consórcios internacionais e parcerias público-privadas, são essenciais para o avanço da investigação genética em medicina dentária. Estas colaborações podem acelerar o desenvolvimento de novas ferramentas de diagnóstico, tratamentos e estratégias preventivas.

8.4.5 Quadros éticos e regulamentares

medida que a investigação genética avança, são necessários quadros éticos e regulamentares sólidos para garantir a utilização responsável da informação genética. Isto inclui a proteção da privacidade dos pacientes, a garantia do consentimento informado e a abordagem de questões de acesso e equidade.

Em conclusão, os avanços na investigação genética estão preparados para transformar o campo da medicina dentária. Desde as tecnologias genómicas e a medicina personalizada até à engenharia genética e futuras direcções de investigação, estas inovações prometem melhorar os resultados da saúde oral e fornecer cuidados dentários mais precisos, eficazes e personalizados.

Capítulo 9: Estratégias preventivas e aconselhamento genético

À medida que a investigação genética informa cada vez mais as práticas dentárias, a integração de estratégias preventivas e de aconselhamento genético torna-se essencial. Este capítulo explora o papel da medicina dentária preventiva, a importância do aconselhamento genético para doenças orais, intervenções comportamentais e de estilo de vida, e a gestão e educação dos pacientes através de estudos de caso.

9.1 Papel da medicina dentária preventiva

9.1.1 Deteção precoce e avaliação de riscos

A medicina dentária preventiva centra-se na deteção precoce e na gestão das doenças orais antes de estas progredirem. A incorporação de testes genéticos nos cuidados dentários de rotina permite uma avaliação mais precisa dos factores de risco de um paciente para doenças como a cárie, a doença periodontal e o cancro oral.

9.1.2 Planos de cuidados preventivos personalizados

Com conhecimentos genéticos, os profissionais de medicina dentária podem desenvolver planos de cuidados preventivos personalizados. Por exemplo, um paciente com uma predisposição genética para a erosão do esmalte pode receber conselhos dietéticos adaptados e tratamentos com flúor para fortalecer o esmalte.

9.1.3 Monitorização e manutenção regulares

Os check-ups e limpezas dentárias regulares são cruciais para manter a saúde oral, especialmente para indivíduos com riscos genéticos identificados. Estas visitas podem incluir a monitorização genética para acompanhar quaisquer alterações e adaptar as estratégias preventivas em conformidade.

9.1.4 Programas preventivos baseados na comunidade

Os programas baseados na comunidade podem beneficiar da investigação genética ao visarem populações de alto risco com medidas preventivas específicas. Por exemplo, as iniciativas de saúde pública poderiam fornecer rastreios genéticos e educação sobre o cancro oral em comunidades com maior incidência da doença.

9.2 Aconselhamento genético para doenças orais

9.2.1 Compreender o aconselhamento genético

O aconselhamento genético envolve a educação dos pacientes sobre os seus riscos genéticos e as implicações para a sua saúde oral. Este processo ajuda os pacientes a tomar decisões informadas sobre os seus cuidados e escolhas de estilo de vida para mitigar esses riscos.

9.2.2 Identificação de indivíduos de alto risco

O aconselhamento genético pode identificar indivíduos com elevado risco de doenças orais específicas, permitindo intervenções precoces. Por exemplo, os doentes com uma história familiar de periodontite agressiva podem beneficiar de aconselhamento genético para compreenderem o seu risco e a importância dos cuidados preventivos.

9.2.3 Apoio emocional e psicológico

Receber informação sobre riscos genéticos pode ser emocionalmente difícil.

Os conselheiros genéticos dão apoio para ajudar os doentes a lidar com a ansiedade e o stress relacionados com as suas predisposições genéticas e orientam-nos através de potenciais opções de prevenção e tratamento.

9.2.4 Integração com as equipas de cuidados dentários

Os conselheiros genéticos trabalham em estreita colaboração com as equipas de cuidados dentários para garantir que a informação genética é efetivamente integrada nos cuidados do paciente. Esta colaboração assegura uma abordagem abrangente à gestão da saúde oral que considera tanto os factores genéticos como os ambientais.

9.3 Intervenções comportamentais e de estilo de vida

9.3.1 Educação sobre práticas de higiene oral

As intervenções comportamentais desempenham um papel fundamental na prevenção das doenças orais.

Educar os doentes sobre práticas de higiene oral eficazes, tais como técnicas correctas de escovagem e uso do fio dental, é essencial para manter a saúde oral, especialmente para aqueles com susceptibilidades genéticas.

9.3.2 Recomendações dietéticas

A dieta tem um impacto significativo na saúde oral. Os doentes com predisposições genéticas para condições como a hipoplasia do esmalte ou as cáries podem beneficiar de recomendações dietéticas que minimizem a ingestão de açúcar e promovam o consumo de alimentos que apoiem a saúde dentária.

9.3.3 Programas de cessação do tabagismo

O tabagismo é um importante fator de risco para o cancro oral e para a doença periodontal. O aconselhamento genético pode identificar indivíduos com um risco genético elevado para estas doenças, e os programas de cessação tabágica podem ajudar a mitigar estes riscos.

9.3.4 Gestão do stress e o seu impacto na saúde oral

O stress crónico pode exacerbar problemas de saúde oral, como o bruxismo e a doença periodontal. O aconselhamento e as intervenções que visam a gestão do stress podem ser particularmente benéficos para os pacientes com predisposições genéticas para estas condições.

9.4 Gestão de casos e educação dos doentes

9.4.1 Desenvolvimento de planos de cuidados abrangentes

Uma gestão eficaz dos casos implica o desenvolvimento de planos de cuidados abrangentes que integrem os factores de risco genéticos com os resultados clínicos e o historial do doente. Esta abordagem assegura que todos os aspectos da saúde oral de um paciente são abordados, desde a prevenção ao tratamento.

9.4.2 Programas de educação dos doentes

Os programas educativos adaptados aos perfis genéticos dos pacientes podem capacitá-los para assumirem um papel ativo na gestão da sua saúde oral. É crucial fornecer recursos e informações sobre a importância dos cuidados preventivos e o impacto da genética na saúde oral.

9.4.3 Colaboração Multidisciplinar

A gestão da saúde oral no contexto do risco genético requer frequentemente uma abordagem multidisciplinar. A colaboração entre dentistas, conselheiros genéticos, nutricionistas e outros profissionais de saúde assegura cuidados abrangentes que abordam todas as facetas da saúde de um paciente.

9.4.4 Acompanhamento e monitorização contínua

As consultas de acompanhamento regulares e a monitorização contínua dos riscos genéticos são essenciais para adaptar as estratégias preventivas e de tratamento ao longo do tempo. Esta gestão contínua ajuda a abordar quaisquer alterações na condição do paciente e assegura resultados óptimos em termos de saúde oral.

9.4.5 Estudo de caso: Gerir o risco genético da doença periodontal

Um paciente com um historial familiar de doença periodontal é submetido a um teste genético, que revela um risco elevado para a doença. Através do aconselhamento genético, o paciente fica a conhecer o seu risco e a importância dos cuidados preventivos. É desenvolvido um plano de cuidados personalizado, incluindo limpezas regulares, avaliações periodontais e instruções de higiene oral específicas. A equipa dentária trabalha em estreita colaboração com o paciente para monitorizar a sua condição e ajustar o plano de cuidados conforme necessário. Ao longo do tempo, esta abordagem proactiva ajuda a gerir a saúde periodontal do paciente e evita a progressão grave da doença.

9.4.6 Estudo de caso: Aconselhamento genético para a prevenção do cancro oral

Um paciente com uma predisposição genética para o cancro oral é identificado através da história familiar e de testes genéticos.

O aconselhamento genético fornece ao paciente informações sobre o seu risco e medidas preventivas, tais como evitar o tabaco e o álcool, manter uma boa higiene oral e fazer rastreios regulares do cancro oral. A equipa dentária desenvolve um programa de vigilância com check-ups e rastreios frequentes para detetar quaisquer sinais precoces de cancro. Esta deteção precoce
A estratégia de deteção melhora significativamente o prognóstico e a saúde geral do doente.

Em conclusão, a integração de estratégias preventivas e de aconselhamento genético na prática dentária melhora os cuidados prestados aos pacientes, fornecendo abordagens personalizadas, informadas e proactivas para a gestão da saúde oral. Ao abordar os riscos genéticos e promover comportamentos saudáveis, os profissionais de medicina dentária podem melhorar significativamente os resultados para os pacientes em risco de doenças orais relacionadas com a genética.

Capítulo 10: Implicações éticas, legais e sociais

A integração da investigação e dos testes genéticos na medicina dentária traz consigo uma série de implicações éticas, legais e sociais. Este capítulo explora as questões éticas, os enquadramentos legais, os direitos dos doentes, os impactos sociais e o equilíbrio entre os benefícios e os riscos associados à utilização da informação genética na prática dentária.

10.1 Questões éticas na investigação e nos testes genéticos

10.1.1 Consentimento informado

O consentimento informado é uma pedra angular dos testes genéticos éticos. Os pacientes devem ser plenamente informados sobre a natureza dos testes genéticos, os potenciais resultados e as implicações dos resultados. Isto inclui a compreensão das limitações, riscos e benefícios dos testes.

10.1.2 Privacidade e confidencialidade

A privacidade e a confidencialidade da informação genética são fundamentais. As directrizes éticas exigem que os dados genéticos sejam protegidos contra o acesso não autorizado e a utilização indevida. Isto inclui o armazenamento seguro e a partilha de informação apenas com o consentimento do doente.

10.1.3 Discriminação genética

Existem preocupações éticas relativamente à discriminação genética no emprego e nos seguros. Os pacientes podem ser objeto de discriminação com base na sua predisposição genética para determinadas doenças, o que levanta importantes questões éticas e de justiça social.

10.1.4 Impacto psicológico

O impacto psicológico dos resultados dos testes genéticos pode ser profundo. Os doentes podem sentir ansiedade, stress ou depressão ao saberem dos seus riscos genéticos. É essencial fornecer apoio e aconselhamento psicológico para ajudar os doentes a lidar com estas emoções.

10.1.5 Utilização ética da informação genética

A utilização ética da informação genética implica garantir que os testes genéticos são efectuados por razões médicas válidas e que os resultados são utilizados em benefício do doente. A utilização indevida de informações genéticas para fins não médicos, tais como melhoramentos cosméticos, é eticamente questionável.

10.2 Quadro jurídico e direitos dos doentes

10.2.1 Lei de Não Discriminação de Informação Genética (GINA)

Nos Estados Unidos, a Lei de Não Discriminação de Informações Genéticas (GINA) protege os indivíduos contra a discriminação com base nas suas informações genéticas nos seguros de saúde e no emprego. Compreender e aderir a estes enquadramentos legais é essencial para os profissionais de medicina dentária.

10.2.2 Lei de Portabilidade e Responsabilidade dos Seguros de Saúde (HIPAA)

Os regulamentos HIPAA garantem a privacidade e a segurança das informações de saúde dos pacientes, incluindo dados genéticos. Os profissionais de medicina dentária devem cumprir estes regulamentos para proteger a confidencialidade dos pacientes e evitar repercussões legais.

10.2.3 Regulamentos internacionais

D s diferentes países têm regulamentos variados relativamente aos testes genéticos e à utilização de informações genéticas. Os profissionais de medicina dentária devem estar cientes e cumprir os requisitos legais nos seus respectivos países para garantir uma prática ética e legal.

10.2.4 Direitos e autonomia dos doentes

Os doentes têm o direito de tomar decisões informadas sobre os seus cuidados de saúde, incluindo a decisão de se submeterem a testes genéticos. Respeitar a autonomia do paciente implica fornecer toda a informação necessária para que os pacientes possam fazer as suas próprias escolhas sem coação.

10.3 Implicações sociais da informação genética

10.3.1 Perceção pública dos testes genéticos

A perceção pública dos testes genéticos pode influenciar a sua aceitação e utilização. A educação e a comunicação transparente são vitais para resolver os equívocos e criar confiança no público relativamente aos testes genéticos para fins dentários e médicos.

10.3.2 Acesso aos testes genéticos

O acesso aos testes genéticos pode ser desigual, com disparidades baseadas no estatuto socioeconómico, na localização geográfica e nas infra-estruturas de cuidados de saúde. Garantir um acesso equitativo aos testes genéticos e aos serviços relacionados é um desafio social significativo.

10.3.3 Impacto na dinâmica familiar

A informação genética pode afetar a dinâmica familiar, uma vez que os resultados dos testes podem ter implicações para os familiares. As famílias podem necessitar de aconselhamento para lidar com o impacto emocional e social dos resultados genéticos nas relações e nas decisões de planeamento familiar.

10.3.4 Estigmatização e rotulagem

Existe um risco de estigmatização e rotulagem dos indivíduos com base nas suas predisposições genéticas. Isto pode levar ao isolamento social e à discriminação, sublinhando a necessidade de um tratamento sensível da informação genética e da educação do público para reduzir o estigma.

10.4 Equilíbrio entre benefícios e riscos

10.4.1 Benefícios dos testes genéticos em medicina dentária

Os testes genéticos podem proporcionar benefícios significativos, tais como a deteção precoce de doenças, planos de tratamento personalizados e cuidados preventivos adaptados aos riscos genéticos. Estas vantagens podem levar a melhores resultados a nível da saúde oral e da qualidade de vida em geral.

10.4.2 Riscos e limitações potenciais

Apesar dos seus benefícios, os testes genéticos comportam riscos
potenciais, incluindo falsos positivos ou negativos, resultados incertos e
o impacto psicológico do conhecimento dos riscos genéticos.
Compreender estas limitações é crucial para uma tomada de decisão
informada.

10.4.3 Equilíbrio ético

O equilíbrio entre os benefícios e os riscos dos testes genéticos envolve
considerações éticas, tais como a garantia de que os benefícios superam
os potenciais danos e de que os pacientes são plenamente informados e
apoiados ao longo de todo o processo.

10.4.4 Avaliação e adaptação contínuas

O campo dos testes genéticos está a evoluir rapidamente, necessitando de
uma avaliação e adaptação contínuas das directrizes éticas, dos
enquadramentos legais e das práticas clínicas. A investigação contínua e
o diálogo entre as partes interessadas são essenciais para navegar nas
complexidades dos testes genéticos em medicina dentária.

10.4.5 Exemplo de caso: Dilema ético nos testes genéticos

Considere um caso em que se descobre que um doente tem uma
predisposição genética para uma doença oral grave mas evitável. O
dilema ético surge quando o paciente está relutante em informar os
membros da família que também podem estar em risco. Os profissionais

de medicina dentária têm de lidar com esta situação respeitando a confidencialidade do paciente e encorajando a comunicação que pode beneficiar a saúde da família.

Em conclusão, as implicações éticas, legais e sociais dos testes genéticos em medicina dentária são multifacetadas e complexas. A resolução destes desafios requer um equilíbrio cuidadoso entre a proteção dos direitos dos pacientes, a garantia de um acesso equitativo, o fornecimento de uma educação abrangente e a adaptação contínua a novos desenvolvimentos na investigação e nos testes genéticos. Ao fazê-lo, os profissionais de medicina dentária podem integrar de forma ética e eficaz a informação genética na sua prática, melhorando, em última análise, os cuidados e os resultados dos pacientes.

Capítulo 11: Integrar a genética na prática dentária

A integração da genética na prática dentária representa um avanço significativo nos cuidados de saúde oral personalizados. Este capítulo descreve a formação e educação necessárias para os profissionais de medicina dentária, os passos para desenvolver um programa de saúde oral genético, a importância da colaboração interdisciplinar e apresenta estudos de caso e melhores práticas para uma implementação efectiva.

11.1 Formação e educação dos profissionais de medicina dentária

11.1.1 Desenvolvimento curricular

A incorporação da genética na educação dentária requer a atualização dos currículos para incluir cursos sobre princípios genéticos, doenças genéticas que afectam a saúde oral e a aplicação de testes genéticos em medicina dentária. As escolas de medicina dentária devem integrar estes tópicos tanto nos programas de pré-doutoramento como nos de formação contínua.

11.1.2 Formação contínua e desenvolvimento profissional

Os profissionais de medicina dentária precisam de ter acesso a programas de formação contínua que se centrem nos últimos avanços da investigação genética e nas suas aplicações na medicina dentária. Workshops, seminários e cursos online podem fornecer formação contínua para ajudar os dentistas a manterem-se actualizados com as tecnologias genéticas emergentes.

11.1.3 Programas de certificação

Os programas de certificação em aconselhamento genético para a saúde oral podem assegurar que os profissionais de medicina dentária são adequadamente treinados para interpretar testes genéticos e fornecer orientação apropriada aos pacientes. Estes programas podem aumentar a credibilidade e a competência dos profissionais de medicina dentária nesta área especializada.

11.1.4 Formação clínica e experiência prática

A formação clínica que inclui experiência prática com testes e aconselhamento genético pode ser inestimável. Os profissionais de medicina dentária devem ter a oportunidade de trabalhar com conselheiros genéticos e outros especialistas para adquirirem competências práticas na integração da informação genética nos cuidados dos doentes.

11.2 Desenvolvimento de um programa de saúde oral genético

11.2.1 Avaliação das necessidades e definição de objectivos

O desenvolvimento de um programa de saúde oral genético começa com uma avaliação das necessidades para compreender os riscos genéticos e as necessidades da população de pacientes. A definição de metas e objectivos claros para o programa pode orientar o seu desenvolvimento e implementação.

11.2.2 Desenvolvimento de protocolos

A criação de protocolos padronizados para testes genéticos, aconselhamento e cuidados de acompanhamento garante consistência e qualidade na prestação de serviços genéticos. Os protocolos devem delinear os critérios para os testes, os procedimentos de consentimento informado e a gestão dos resultados dos testes.

11.2.3 Educação e envolvimento dos doentes

A educação dos pacientes sobre os benefícios e limitações dos testes genéticos é crucial para uma tomada de decisão informada. O desenvolvimento de materiais e recursos educacionais pode ajudar os pacientes a compreender a relevância da genética para a sua saúde oral e encorajar a sua participação em programas de testes genéticos.

11.2.4 Integração com registos de saúde electrónicos (EHR)

A integração de informações genéticas nos registos de saúde electrónicos (EHR) permite o acesso e a utilização contínuos de dados genéticos nos cuidados de saúde dos pacientes. Esta integração facilita o planeamento de cuidados abrangentes e assegura que a informação genética está prontamente disponível para todos os membros da equipa de cuidados dentários.

11.2.5 Controlo e avaliação

A monitorização e a avaliação contínuas do programa de saúde oral genética são essenciais para avaliar a sua eficácia e identificar áreas de melhoria. A recolha de dados sobre os resultados dos pacientes, a satisfação e o impacto do programa pode informar os ajustes e as melhorias do programa.

11.3 Colaboração interdisciplinar

11.3.1 Colaboração com conselheiros genéticos

Os conselheiros genéticos desempenham um papel crucial na interpretação dos testes genéticos e no aconselhamento dos pacientes. A colaboração com conselheiros genéticos assegura que os profissionais de medicina dentária podem oferecer informações genéticas exactas e abrangentes aos seus pacientes.

11.3.2 Parcerias com profissionais médicos

A colaboração com profissionais de saúde, tais como médicos de cuidados primários e especialistas, melhora os cuidados holísticos dos doentes. Esta abordagem interdisciplinar garante que a informação genética é considerada no contexto mais alargado da saúde geral do doente.

11.3.3 Integração com iniciativas de saúde pública

A integração dos serviços de genética com iniciativas de saúde pública pode aumentar o alcance e o impacto dos programas de testes genéticos. As colaborações com agências de saúde pública podem facilitar os rastreios genéticos baseados na comunidade e os esforços de educação.

11.3.4 Colaborações em matéria de investigação e desenvolvimento

A colaboração com instituições de investigação e parceiros industriais pode impulsionar a inovação nos testes genéticos e nas suas aplicações em medicina dentária. Estas parcerias podem apoiar o desenvolvimento de novas ferramentas e tecnologias genéticas que melhoram os cuidados prestados aos pacientes.

11.4 Estudos de caso e boas práticas

11.4.1 Estudo de caso: Cuidados preventivos personalizados

Uma clínica dentária integra testes genéticos em exames de rotina para pacientes com um historial familiar de doença periodontal. Ao identificar os factores de risco genéticos, a clínica desenvolve planos de cuidados preventivos personalizados, incluindo limpezas mais frequentes e instruções de higiene oral específicas. Esta abordagem proactiva reduz significativamente a incidência e a gravidade da doença periodontal na sua população de pacientes.

11.4.2 Estudo de caso: Aconselhamento genético e intervenção precoce

Um paciente com uma predisposição genética para o cancro oral é identificado através de testes genéticos. A equipa dentária colabora com conselheiros genéticos para fornecer aconselhamento e educação abrangentes sobre o risco do paciente. É implementado um programa de rastreio rigoroso, que conduz à deteção precoce e ao tratamento bem sucedido de lesões pré-cancerosas, melhorando, em última análise, o prognóstico do paciente.

11.4.3 Melhores práticas: Modelo de cuidados interdisciplinares

Uma clínica dentária adopta um modelo de cuidados interdisciplinares que inclui conselheiros genéticos, nutricionistas e profissionais médicos. Este modelo facilita a integração da informação genética em planos de cuidados abrangentes. Por exemplo, os pacientes com riscos genéticos para a erosão do esmalte recebem cuidados coordenados que incluem aconselhamento dietético, tratamentos regulares com flúor e monitorização dos primeiros sinais de erosão dentária.

11.4.4 Melhores práticas: Sensibilização e educação da comunidade

Um programa dentário comunitário associa-se a agências de saúde pública para fornecer rastreios genéticos e educação em áreas carenciadas. Ao oferecer testes genéticos e aconselhamento gratuitos, o programa aumenta a consciencialização para os riscos genéticos e promove práticas de cuidados preventivos. A iniciativa reduz com sucesso a prevalência de doenças orais não tratadas na comunidade.

11.4.5 Estudo de caso: Utilização de EHR para integração de dados genéticos

Uma clínica dentária integra a informação genética no seu sistema de registos de saúde electrónicos (EHR). Esta integração permite um acesso sem problemas às informações genéticas

durante as visitas dos pacientes, permitindo aos dentistas adaptar os tratamentos com base em factores de risco genéticos. A clínica regista uma melhoria dos resultados e da satisfação dos pacientes, uma vez que os planos de tratamento são mais personalizados e eficazes.

Em conclusão, a integração da genética na prática dentária aumenta a capacidade dos profissionais de medicina dentária para fornecerem cuidados personalizados e preventivos. Através da formação e educação adequadas, do desenvolvimento de programas genéticos abrangentes, da colaboração interdisciplinar e da adesão às melhores práticas, a incorporação da informação genética pode melhorar significativamente os resultados dos pacientes e fazer avançar o campo da medicina dentária.

Capítulo 12: Conclusão e perspectivas futuras

12.1 Resumo dos pontos principais

Nesta exploração abrangente da intersecção entre a genética e a saúde oral, surgiram vários pontos-chave. Em primeiro lugar, foi estabelecido que a genética desempenha um papel significativo na determinação da suscetibilidade de um indivíduo a várias condições de saúde oral, incluindo cáries dentárias, doenças periodontais e cancros orais. Os avanços na investigação genética permitiram a identificação de genes específicos e variações genéticas que contribuem para estas condições.

Em segundo lugar, a integração da informação genética na prática clínica tem-se mostrado promissora na melhoria dos cuidados dentários personalizados. Os testes genéticos podem ajudar no diagnóstico precoce, na avaliação de riscos e no desenvolvimento de estratégias de prevenção e tratamento direccionadas. Esta abordagem não só melhora os resultados dos pacientes, como também optimiza a utilização dos recursos de saúde.

Em terceiro lugar, as implicações éticas, legais e sociais (ELSI) da investigação genética no domínio da saúde oral têm sido exaustivamente discutidas. Estas incluem preocupações sobre a privacidade genética, a discriminação e o potencial acesso desigual aos testes genéticos e aos tratamentos personalizados. A abordagem destas questões é crucial para o avanço responsável deste domínio.

12.2 Tendências emergentes em genética e saúde oral

Várias tendências emergentes estão a moldar o futuro da genética e da saúde oral. Uma tendência significativa é a utilização crescente de tecnologias de sequenciação de nova geração (NGS). A NGS permite uma análise abrangente do genoma humano, fornecendo conhecimentos mais profundos sobre a base genética das doenças orais. Esta tecnologia está a tornar-se mais acessível e rentável, facilitando a sua integração nos cuidados dentários de rotina.

Outra tendência é o desenvolvimento de pontuações de risco poligénico (PRS). As PRS agregam os efeitos de múltiplas variantes genéticas para estimar o risco genético global de um indivíduo para condições específicas. Na saúde oral, as PRS poderiam ajudar a identificar indivíduos com elevado risco de cárie dentária ou doença periodontal, permitindo medidas preventivas proactivas e personalizadas.

Além disso, o crescente campo da epigenética, que estuda as alterações na expressão genética sem alterar a sequência de ADN subjacente, está a revelar como os factores ambientais, como a dieta e a higiene oral, interagem com as predisposições genéticas. Este conhecimento pode levar a novas intervenções que modificam os marcadores epigenéticos para melhorar os resultados da saúde oral.

12.3 Desafios e oportunidades futuros

Apesar dos progressos e do potencial da genética na saúde oral, subsistem vários desafios. Um dos principais desafios é a necessidade de estudos genéticos robustos e em grande escala que incluam diversas populações. Até à data, a maior parte da investigação genética centrou-se em populações de ascendência europeia, limitando a generalização dos resultados . Garantir a diversidade nos estudos genéticos é essencial para desenvolver soluções de saúde inclusivas e eficazes.

Outro desafio é a integração dos dados genéticos na prática clínica. Os profissionais de medicina dentária necessitam de formação adequada e de recursos para interpretar a informação genética e incorporá-la nos cuidados dos doentes. Isto requer uma formação contínua e o desenvolvimento de ferramentas e directrizes de fácil utilização.

Para além disso, as considerações éticas continuarão a ser fundamentais. Salvaguardar a privacidade do paciente, obter o consentimento informado e garantir o acesso equitativo aos serviços genéticos são fundamentais para manter a confiança do público e maximizar os benefícios dos avanços genéticos na saúde oral.

12.4 Considerações finais

A intersecção entre a genética e a saúde oral representa um campo dinâmico e em rápida evolução, com potencial para revolucionar os cuidados dentários. Ao tirar partido dos conhecimentos genéticos, podemos avançar para um futuro em que a saúde oral não é apenas mantida através de medidas preventivas e terapêuticas tradicionais, mas também através de abordagens personalizadas e de precisão adaptadas ao perfil genético de cada indivíduo.

A jornada que se avizinha irá, sem dúvida, encontrar desafios, mas também oferece imensas oportunidades para melhorar a saúde pública. A investigação contínua, a inovação e a colaboração entre disciplinas serão essenciais para aproveitar todo o potencial da genética na melhoria dos resultados da saúde oral. À medida que avançamos, manter um enquadramento ético e dar prioridade à inclusão será crucial para garantir que os benefícios destas descobertas científicas são partilhados por todos.

Apêndices

A. Glossário de termos

Alelo: Uma forma variante de um gene. Os indivíduos herdam dois alelos para cada gene, um de cada progenitor.

Cromossoma: Uma estrutura semelhante a um fio, feita de ADN e proteínas, que se encontra no núcleo das células e que transporta informação genética sob a forma de genes.

Epigenética: O estudo das alterações na expressão genética que não envolvem alterações na sequência de ADN subjacente, frequentemente influenciadas por factores ambientais.

Genoma: O conjunto completo de genes ou material genético presente numa célula ou organismo.

Genótipo: A composição genética de um indivíduo, especificamente os alelos que possui para um determinado gene.

Sequenciação de nova geração (NGS): Tecnologia avançada de sequenciação que permite uma análise rápida e exaustiva de todo o genoma de um organismo.

Fenótipo: As características ou traços observáveis de um indivíduo, resultantes da interação do seu genótipo com o ambiente.

Pontuação de risco poligénico (PRS): Um valor numérico que representa o efeito cumulativo de múltiplas variantes genéticas no risco de um indivíduo desenvolver uma determinada doença.

Polimorfismo de nucleótido único (SNP): Uma variação numa única posição numa sequência de ADN entre indivíduos, que pode contribuir para diferentes características ou susceptibilidades a doenças.

B. Recursos para doentes e profissionais de saúde

Para os doentes:

- Instituto Nacional de Investigação Dentária e Craniofacial (NIDCR):
Recursos abrangentes sobre saúde oral e condições genéticas.
[nidcr.nih.gov] (https://www.nidcr.nih.gov)

- Referência Domiciliária de Genética: Um serviço da National Library
of Medicine que fornece informações sobre doenças genéticas e os genes
responsáveis por elas. [ghr.nlm.nih. gov] (https://ghr.nlm.nih.gov)

- Associação Dentária Americana (ADA): Informações de fácil acesso
para os pacientes sobre uma variedade de tópicos de saúde oral.
[ada.org](https://www.ada.org)

Para os profissionais:

- Academia Americana de Patologia Oral e Maxilofacial (AAOMP)**:
Recursos profissionais e oportunidades de formação contínua.
[aaomp .org] (https://www.aaomp.org)

- Associação Internacional de Investigação Dentária (IADR)**: Acesso
a publicações de investigação e oportunidades de estabelecimento de
contactos. [iadr.org](https://www.iadr.org)

- Genética e Genómica em Medicina Dentária (GGD)**: Materiais
educativos e directrizes clínicas.
[geneticsdentistry.org](https://www.geneticsdentistry.org)

C. Resumo das principais síndromes genéticas que afectam a saúde
oral

1. Amelogénese imperfeita

- Descrição: Um grupo de doenças genéticas que afectam a estrutura e o
aspeto do esmalte.

- Genética: Frequentemente causada por mutações nos genes AMELX,
ENAM, MMP20 ou FAM83H.

- Impacto na saúde oral: Esmalte descolorido, esburacado ou fino,
levando a uma maior sensibilidade dentária e suscetibilidade a cáries.

2. Dentinogénese imperfeita

- Descrição: Um distúrbio genético que resulta em dentes descoloridos e
translúcidos que são propensos ao desgaste e à quebra.

- Genética: Associado a mutações no gene DSPP.

- Impacto na saúde oral: Dentes frágeis que se desgastam rapidamente,
necessitando frequentemente de coroas ou outras intervenções dentárias.

3. Displasia ectodérmica

- Descrição: Um grupo de doenças que afectam o desenvolvimento dos
tecidos ectodérmicos, incluindo dentes, cabelo, unhas e glândulas
sudoríparas.

- Genética: Várias formas estão ligadas a mutações em diferentes genes,
incluindo EDA, EDAR e EDARADD.

- Impacto na saúde oral: Falta de dentes (hipodontia) ou dentes
malformados, necessitando de soluções protéticas e de cuidados
dentários regulares.

4. Fendas orofaciais

- Descrição: Inclui condições como a fenda labial e palatina, resultantes de uma fusão incorrecta das estruturas faciais durante o desenvolvimento.

- Genética: Envolve frequentemente vários genes, incluindo o IRF6 e o PVRL1, e pode ser influenciada por factores ambientais.

- Impacto na saúde oral: Necessita de correção cirúrgica, tratamento ortodôntico e terapia da fala; risco acrescido de anomalias dentárias.

5. Síndrome de Gorlin (Síndrome do carcinoma basocelular nevóide)

- Descrição: Uma doença genética que predispõe os indivíduos a vários cancros, incluindo carcinomas basocelulares, e outras anomalias.

- Genética: Causada por mutações no gene PTCH1.

- Impacto na saúde oral: Quistos nos maxilares (tumores odontogénicos queratocísticos), que podem necessitar de intervenção cirúrgica, e outras anomalias dentárias.

D. Lista de laboratórios de testes genéticos

Laboratórios de testes genéticos acreditados:

- 23andMe: Oferece serviços de testes genéticos para predisposições de saúde, incluindo características de saúde oral. [23andme.com](https://www.23andme.com)

- Invitae: Fornece testes genéticos completos, incluindo painéis para doenças dentárias hereditárias. [invitae.com](https://www.invitae.com)

- Myriad Genetics: Especializada em testes genéticos para várias doenças hereditárias, incluindo predisposições para o cancro.

[myriad.com] (https://www.myriad.com)

- Ambry Genetics: Oferece serviços de testes genéticos para uma vasta gama de doenças hereditárias. [ambrygen.com] (https://www.ambrygen.com)

- **GeneDx**: Fornece testes genéticos pormenorizados para doenças hereditárias raras. [genedx. com] (https://www.genedx.com)

E. Outras leituras e referências

Livros:

- "Dental Genetics: From Molecular Studies to Clinical Practice" de Iain L.C. Chapple e Paul A. Bartold.

- "Oral and Maxillofacial Pathology", por Brad W. Neville, Douglas D. Damm, Carl M. Allen e Angela C. Chi.

Revistas:

- Jornal de Investigação Dentária: Publica artigos sobre investigação clínica e desenvolvimentos na ciência dentária.

- Jornal de Genética Médica: Apresenta artigos de investigação sobre a base genética das doenças, incluindo as que afectam a saúde oral.

- Genética em Medicina: Jornal oficial do American College of Medical Genetics and Genomics, cobrindo todos os aspectos da investigação genética.

Sítios Web:

- Instituto Nacional de Investigação Dentária e Craniofacial

(NIDCR)**: [nidcr.nih. gov] (https://www.nidcr.nih.gov)

- Genetics Home Reference: ghr.nlm.nih.gov

- Associação Dentária Americana (ADA):
[ada.org](https://www.ada.org)

Estes apêndices fornecem uma visão geral abrangente e recursos valiosos tanto para pacientes como para profissionais, facilitando uma compreensão mais profunda do papel crítico que a genética desempenha na saúde oral.

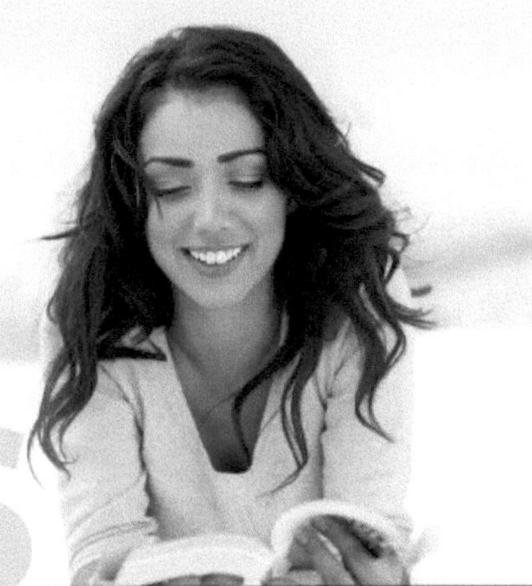

Buy your books fast and straightforward online - at one of world's fastest growing online book stores! Environmentally sound due to Print-on-Demand technologies.

Buy your books online at
www.morebooks.shop

Compre os seus livros mais rápido e diretamente na internet, em uma das livrarias on-line com o maior crescimento no mundo! Produção que protege o meio ambiente através das tecnologias de impressão sob demanda.

Compre os seus livros on-line em
www.morebooks.shop

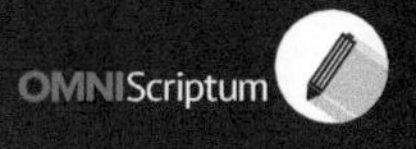

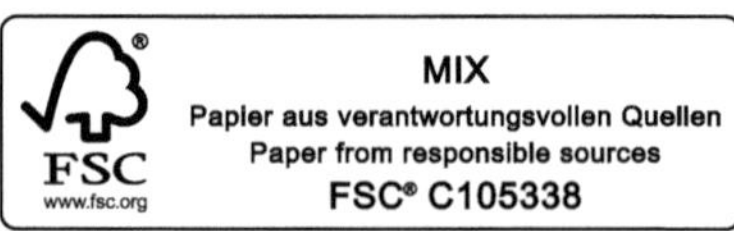

Printed by Books on Demand GmbH, Norderstedt / Germany